Herstellung und Verlag:
Books on Demand GmbH, Norderstedt
ISBN 978-3-8391-8363-2

Asperger Kinder erkennen und (ein wenig) verstehen lernen

Ein kleiner Ratgeber für Eltern von Kindern
mit Asperger-Syndrom

Mit praktischen Tipps, Übungen und Erläuterungen

Vorwort

Über das Asperger Syndrom wurden schon viele Bücher geschrieben, um zu erklären, was denn das Asperger Syndrom eigentlich ist und wie es erkannt werden kann. Praktische Übungen, Erklärungen und Tipps für betroffene Menschen oder Angehörigen von betroffenen Menschen sind aber selten zu finden. Ich hoffe mit diesen kleinen Buch Eltern von Asperger-Kindern einige Tipps geben zu können, wie sie ihre Kinder auf ein Leben in einer Welt, oder besser gesagt, in einer Gesellschaft, vorbereiten können, die nicht intuitiv verstanden wird und rätselhaft ist. Die beschriebenen Übungen sollen nur Anregungen sein, denn alle eventuellen Lebenssituationen zu beschreiben würde den Rahmen eines jeden Buches sprengen. Trotzdem kann nicht auf allgemeine Erläuterungen, was denn das Asperger Syndrom ist, verzichtet werden um einschätzen zu können, an welchen Punkt sich ein Kind im Autismusspektrum befindet.
Ich hoffe das ich, selbst Asperger Autist, Eltern von betroffenen Kindern etwas helfen kann ihre Kinder besser zu verstehen und ihnen Hilfen aufzeigen kann, wie sie ihre Kinder fördern und auf das Leben vorbereiten können.

Allgemeines über Autismus

Das Asperger Syndrom wird dem Autismusspektrum zugeordnet und stellt somit eine tiefgreifende Entwicklungsstörung dar. In diesen Autismusspektrum werden vier Arten von Autismus definiert. Ganz am Ende steht der Atypische Autismus, der meistens mit schwerer geistiger Behinderung einhergeht. Davor steht der frühkindliche Autismus der mit einer geistiger Behinderung einhergehen kann. An dritter Stelle steht der hochfunktionale Autismus, der eine Variante vom frühkindlichen Autismus darstellt, aber Intelligenz und Sprachentwicklung sind nicht beeinträchtigt. Hochfunktionaler Autismus ist im Erwachsenenalter nicht mehr eindeutig vom Asperger Syndrom abzugrenzen. Der Unterschied liegt darin, das das Asperger Syndrom frühestens ab dem 3.Lebensjahr erkannt werden kann, während dessen hochfunktionaler, also frühkindlicher Autismus, schon im Babyalter erkennbar ist. An vierter Stelle, und damit am Übergang zur Normalität, steht das Asperger Syndrom. Der Übergang vom Asperger Syndrom zur Normalität gestaltet sich fliesend, ebenso die Übergänge der Autismusvarianten untereinander. Alle Varianten können leider nicht klar von einander getrennt werden. In einigen wenigen Ländern wird noch eine Zwischenstufe zwischen Asperger Syndrom und

Normalität diagnostiziert. Das sogenannte Schattensyndrom (Broader Autism Phenotype). Menschen mit dem Schattensyndrom zeigen schwach ausgeprägte autistische Verhaltensweisen und Persönlichkeitsmerkmale auf.
Das Asperger Syndrom wird oft als „ milde Form" von Autismus bezeichnet. Ich selbst plädiere dafür es als **eine Form** von Autismus zu verstehen. Sicherlich ist es die mildeste Form gegenüber den anderen Varianten. Aber im Vergleich zur Normalität kann man nicht mehr von milde reden.

Was bedeutet das Wort Autismus? Autismus wird vom Griechischem abgeleitet und bedeutet „selbst". Asperger Autisten werden oft als Egoisten dargestellt. Egoismus wird vom lateinischen Wort ego = ich abgeleitet. Es wäre dahin gehend richtig einen Autisten als Egoisten zu bezeichnen, als das ein Autist tatsächlich nur von sich selbst ausgehen kann. Es hat nichts mit schlechten menschlichen Eigenschaften zum eigenen Vorteil und zum Schaden gegenüber Anderen zu tun.

Es wird davon ausgegangen, das 0,5% bis 1% der Bevölkerung vom Asperger Syndrom betroffen sind. Diese Zahlen stellen aber nur Schätzwerte dar und Experten gehen auf Grund des hohen Unbekanntheitsgrades, vor allem unter den Allgemeinmedizienern , von einer hohen Dunkelziffer aus. In Deutschland wird zur Zeit die Zahl der betroffenen Menschen auf ca. 40000 geschätzt. Das Verhältnis betroffener Jungen zu Mädchen beläuft sich auf 4:1. Bei Mädchen äußert sich das Asperger Syndrom meistens versteckter, so das sie noch schwieriger zu diagnostizieren sind. Sie können besser als Jungen ihre sozialen Defizite überspielen. Einige Experten nehmen an, das sie das Verhalten einer Person aus ihrer Umgebung die gut mit sozialen Regeln z.B. im Schulklassenverband zurecht kommt beobachten und selbst übernehmen. Sie spielen praktisch eine Rolle. Das kann allerdings so anstrengend sein, das sie nach der Schule, zu Hause in gewohnter Umgebung, völlig erschöpft sind.

Wichtig für die Eltern von betroffenen Kindern. Autismus hat nichts mit fehlender Liebe der Eltern zu ihren Kindern, falscher Erziehung oder der gleichen zu tun. Autismus ist eine angeborene, organische (neurologische) Störung, und somit nicht heilbar oder therapierbar. Eltern können ihren Kindern insoweit helfen, das sie sie auf ihr späteres Leben so gut wie möglich vorbereiten in dem sie ihnen die ungeschriebenen sozialen Gesetze erklären. Sie dürfen nicht erwarten, das das betroffene Kinder selber zustande bringen. Mehr dazu später im Buch.

Diagnosekriterien und Auffälligkeiten

Für eine Diagnose des Asperger Syndroms müssen drei Kernsymptome vorliegen.

Qualitative Beeinträchtigung der sozialen Interaktion,

qualitative Beeinträchtigung der Kommunikation

repetitive und stereotype Verhaltensmuster und ausgeprägte Sonderinteressen.

Die kognitive Entwicklung und die Sprachentwicklung sind nicht verzögert. Die Intelligenz ist mindestens normal ausgeprägt (IQ > 70). Außerdem dürfen die Diagnosekriterien einer anderen tiefgreifenden Entwicklungsstörung oder der Schizophrenie nicht erfüllt sein.

Anzeichen und Symptome

Die auffälligsten Anzeichen eines betroffenen Kindes (oder auch Erwachsenen) sind :

kein oder unangemessener Blickkontakt

begrenzte und unangemessene Mimik und Gestik

fehlendes Verständnis für soziale Signale und sozial unangemessenes Verhalten

unfähig oder mangelnder Wunsch mit Gleichaltrigen zu interagieren (kann sich ab Beginn der Pubertät ändern)

Theory of Mind (ToM)

Blickkontakt, Mimik und Gestik gehören zur non-verbalen Kommunikation. Es ist nicht so, das Menschen mit Asperger Syndrom den Blickkontakt immer absichtlich vermeiden. Da sie aber Mimik nicht bzw. nur schlecht interpretieren können, also der Gesichtsausdruck keine nützlichen Informationen für sie beinhaltet, gibt es einfach keinen Grund anderen Menschen ins Gesicht zu schauen. Meistens wird es einfach nur vergessen. Das selbe gilt auch für die Gestik. Allerdings können die Bedeutung von Mimik und Gestik wie eine Fremdsprache auswendig gelernt und die Defizite in diesen Bereich versteckt werden. Einige Asperger Autisten, mich eingeschlossen, finden Mimik und Gestik überflüssig und stufen sie als ein Überbleibsel aus längst vergangenen Urzeiten ein, als die menschliche Sprache noch nicht so hoch entwickelt war. Warum etwas aus dem Gesichtsausdruck erraten oder deuten, wenn man es doch auch direkt aussprechen kann. Wie schwer es für Asperger Autisten ist sich auf ein Gespräch und gleichzeitig auf Mimik und Gestik des Gesprächspartners zu konzentrieren zeigt ein kleiner Test auf.

Setzen sie sich an einen Tisch und schreiben sie ihren Namen auf ein Blatt Papier. Bewegen sie dabei gleichzeitig ihren linken Fuß entgegen dem Uhrzeigersinn auf dem Boden im Kreis.

Professor Simon Baron-Cohen entwickelte einen Augenpartien-Test, der bei einer Asperger Diagnostik angewendet werden kann, aber auch die Defizite von Asperger Autisten bei der Deutung von Mimiken aufdeckt. Es muss anhand von Bildern der Augenpartie der emotionale Zustand der abgebildeten Personen erkannt werden. Unter http://www.autismresearchcentre.com/tests/eyes_test_child.asp kann der Augenpartientest und noch einige andere Tests aus dem Internet herunter geladen werden.

Einer Studie von Albert Mehrabian, einem Verhaltensforscher, zufolge, findet 93% der menschlichen Kommunikation auf non-verbaler Ebene statt. Das bedeutet rein rechnerisch, das Asperger Autisten von 100 Wörtern nur 7 verstehen. Alles andere wie Mimik, Gestik und Tonfall ergeben keinen Sinn bzw. wird nicht intuitiv verstanden.

Wichtig für Eltern; Durch die Gestik des Kindes können Eltern beobachten, ob das Kind eventuell vom Asperger Syndrom betroffen sein könnte.

schüttelt es bei Verneinungen mit dem Kopf
nickt es bei Antworten mit „ Ja“ mit dem Kopf
zeigt es mit dem Finger auf Dinge die es haben möchte oder darauf aufmerksam machen will

folgt der Blick des Kindes dem Finger einer Person, die ihm etwas zeigen oder auf etwas aufmerksam machen möchte

lächelt es zur Begrüßung (soziales Lächeln)
findet Blickkontakt bei Begrüßungen statt

Die Sprachmelodie ist ebenfalls ein wichtiges Kriterium um betroffene Kinder erkennen zu können.

Sie reden meist mit monotoner Stimmlage und oft ohne ortsüblichen Dialekt. Die Tonhöhe und der Tonfall wird nicht intuitiv von Autisten verstanden. Ob ein Gespräch freundlich, ernst, streng oder spaßig gemeint ist, können autistische Kinder nicht anhand von Betonungen der Schlüsselwörter erkennen. Für sie zählt nur das gesprochene Wort. Daher reagieren betroffene Kinder oft anders als es von ihnen erwartet wird (gilt auch für viele Erwachsene Autisten). Ähnliches habe ich bei nichtbetroffenen Menschen beobachtet die per SMS oder in Internet-Chats kommunizieren. Bei dieser Form der Kommunikation fehlt ihnen die Mimik und Gestik ihres Gesprächspartners und es kommt häufig zu Missverständnissen unter ihnen.
Ein weiteres Defizit bei der Sprache ist das Unvermögen betroffener Menschen zwischen den Zeilen zu lesen. Ich habe gelernt das Menschen etwas sagen, aber etwas ganz anderes meinen. Ein Beispiel dazu wäre diese Frage an ein Kind ...

„ Kannst du mir dein Teddy mal geben?“

Ein nichtbetroffenes Kind erkennt den Sinn und die Bitte, das es den Teddy der fragenden Person geben soll. Ein betroffenes Kind wird die versteckte Bitte nicht erkennen, sondern diese als Frage deuten. Das Kind wird mit einer Antwort wie „ Ja“ auf diese Frage reagieren und sich eventuell darüber hinaus noch

über diese Frage wundern. „ Warum soll ich das denn nicht können?“
Weiterhin können betroffene Kinder im Umgang mit anderen Kindern auffallen. Betroffene Kinder spielen meist allein und reagieren sehr verärgert wenn ein anderes Kind mitspielen möchte. Auffällig wird auch die Art wie es spielt sein. Es ist meistens kein kreatives spielen sondern mehr ein arrangieren. Spielsachen werden nur aufgebaut oder geordnet. Dafür können aber stundenlang die Räder eines Spielzeugautos gedreht werden, oder ein einziger Bauklotz wird ständig gedreht, oder es wird mit den Fingern ständig gegen ein Gummiball geschnippst usw. Das Faszinierende daran ist die Geräuschentwicklung aus der Bewegung heraus. Auch die typischen „ so tun als ob“ Spiele werden nicht angenommen oder ausgeführt. Autisten können sich nicht oder nur schwer in andere Menschen hinein versetzen, und somit sind solche „ so tun als ob“ Spiele wie „ Mutter, Vater, Kind“ für sie nicht spielbar.
Desweiteren können betroffene Kinder an der Art wie sie mit anderen Kindern umgehen auffallen. Steht ihnen z.B. ein Kind im Weg wird es selten um das Kind herum gehen oder bitten es vorbei zu lassen. Vielmehr wird es das andere Kind wie ein Objekt wegschieben, was von dem anderen Kind meistens als schubsen gedeutet wird. Andererseits wird es unheimliche Anstrengungen unternehmen, um an

etwas, z.B. ein Spielzeug das sich in einem hohen Regal befindet, heran zu kommen. Es wird die KITA-Tante nicht oder nur sehr selten um Hilfe bitten. Autistische Kinder können sich nicht in andere Menschen hinein versetzen und haben keine Vorstellung davon, das ihnen die KITA-Tante helfen könnte an das Spielzeug heran zu kommen.
Die Fähigkeit sich in andere Menschen hinein versetzen zu können bezeichnen Wissenschaftler und Experten als „Theory of Mind“ (ToM). Das ist die Fähigkeit Absichten, Wünsche und Gedanken anderer Menschen zu verstehen und zu erkennen. Auch bekannt als Empathie. Ein autistischer Mensch kann die Hinweise, die von einem anderen Menschen in Form von Mimik und Gestik anzeigt werden, nur schwer erkennen oder verstehen.

Es ist nicht richtig das Asperger Autisten keine Gefühle haben und die Gefühle anderer Menschen ihnen egal sind.
Wichtig für Eltern: Ein autistisches Kind kann seine Eltern wie ein nichtbetroffenes Kind lieben, aber es kann diese Liebe nicht so zeigen wie ein nichtbetroffenes Kind.

Testen kann man die ToM-Fähigkeit zum einen mit dem schon erwähnten Augenpartien-Test, und zum anderen (das sollte aber von Psychologen die sich mit Asperger Syndrom auskennen erfolgen) mit

sogenannten Social Story´s. Dabei handelt es sich um Geschichten, mit denen abgefragt werden kann, was eine Person aus der Geschichte denken oder fühlen könnte. Diese Social Story´s sind auf das Alter der zu testenden Person zugeschnitten. Zum Beispiel „ Strange Stories“ von Francesca Happe´, eine englische Psychologin, für Kinder zwischen 4 und 12 Jahren.
Für Jugendliche gibt es die „ Stories from Everyday Life“ , entwickelt von Nils Kaland.
Für Erwachsene haben Simon Baron-Cohen, ein englischer Psychologe, und Sally Wheelwright Aufgaben entwickelt.

Wie kann sich eine beeinträchtigte Tom-Fähigkeit im Alltag auswirken? Nichtbetroffene Menschen erkennen intuitiv, wenn die Mimik nicht mit dem dazugehörigen Ton übereinstimmt und können dadurch deuten ob etwas Gesagtes ironisch, witzig oder sarkastisch gemeint ist. Asperger Autisten können das nicht, bzw. es fällt ihnen sehr schwer. Dadurch werden viele Dinge wörtlich verstanden. Gerade Kinder kann man damit sehr verwirren. Einige Beispiele dafür sind z.B.

In diesen Ort werden abends die Bürgersteige hoch geklappt.

Lass mal die Kirche im Dorf.

So schnell schießen die Preußen nicht.

Etwas durch die Blume sagen

Das kannst du laut sagen

Bei letzteren Beispiel werden betroffene Kinder wohl wirklich das eben Gesagte lauter wiederholen.

Betroffene Kinder werden oft für unhöflich gehalten. Sie erkennen und verstehen nicht, wenn Andere indirekt durch Mimik oder Gestik oder durch „ die Blume Gesagtes“ zu verstehen geben, das sie sich über das Verhalten des Kindes ärgern. Sie machen einfach weiter mit dem was sie gerade tun und so erweckt es den Eindruck, als wäre das Kind bewusst unhöflich oder böse.
Ein unhöflichen Eindruck kann auch erweckt werden, da Betroffene nicht oder nur sehr schlecht einschätzen können wie sie selbst auf Andere wirken. Denn dazu müssen sich sich auch in andere Menschen hinein versetzen können. Ein Beispiel dazu aus meiner Kindheit.
Durch die Erziehung meiner Eltern wurden ich und meine Geschwister dazu angehalten höflich auf zu treten. Dazu gehörte auch das Grüssen von Nachbarn oder Bekannten. Nachdem ich das ein paar mal vergessen und auf Grund dessen Ärger bekommen hatte, achtete ich sehr darauf, das mir

das nicht noch einmal passierte. Und trotzdem bekam ich immer wieder Ärger deswegen. Ich sah einen Nachbarn der mir entgegen kam und grüsste mit einem „ Guten Tag“. Er grüsste **nicht** zurück, jedenfalls nicht sofort. Ein paar Augenblicke später grüsste er dann aber doch noch mit den Worten „ Guten Tag heißt das“. Ich rechtfertigte mich damit, das ich doch schon gegrüsst hatte, was mir aber nur Geschimpfe wie „ Wirst du auch noch frech?“ einbrachte. Prompt bekam ich dann auch noch Ärger mit meinen Eltern. Und so passierte das immer wieder und meine Erklärungen dazu wurden als Ausreden eingestuft. Irgendwann sagte ich dann gar nichts mehr dazu und ließ den Ärger einfach über mich ergehen. Ich hatte das Gefühl das alle gegen mich waren und nicht leiden konnten. Nur so konnte ich mir das Verhalten der Erwachsenen erklären. Erst sehr viel später kam ich auf des Rätsels Lösung. Ich grüsste sofort wenn ich einen Nachbarn oder Bekannten auf der Strasse bemerkte bzw. sah. Allerdings waren die noch soweit weg, das sie mich gar nicht hören und verstehen konnten. Ich konnte mich nicht in die anderen Personen hinein versetzen und begriff nicht, das der Abstand zwischen mir und der anderen Person einfach zu groß war um meine Sprache zu verstehen.
Noch ein Grund das ein betroffenes Kind als unhöflich betrachtet werden kann ist, das sie oft die gnadenlose Wahrheit aussprechen. Sie ziehen gar

nicht in Betracht, das sie damit jemanden emotional verletzen oder es einem Anderen peinlich sein kann. Was viele Nichtbetroffene sehen und sich nur insgeheim denken, spricht ein betroffenes Kind oft aus. Zum Beispiel könnte es sein, das es im Bus oder der Straßenbahn laut zu seiner Mutter sagt „ Die Frau hat aber fettige Haare. Die müsste sie mal waschen.“ Das es damit die Frau verletzt und die Mutter in eine peinliche Situation bringt ist sicherlich nicht absichtlich gewollt. Für das Kind ist es einfach nur eine Tatsache, die es laut ausspricht. Nichtbetroffene Kinder würden es wohl nicht oder nur sehr leise ihrer Mutter sagen. Sie wissen, das sie die Frau damit verletzen oder beleidigen und der Mutter das peinlich wäre.

Die Verhaltensweisen eines von Asperger Syndrom betroffenen Kindes werden wahrscheinlich auch in der Schule negativ auffallen. Durch einen unangemessenen Blickkontakt wirkt das Kind eventuell gelangweilt und unkonzentriert. Leider werden solche Verhaltensweisen heutzutage allzu schnell mit ADS erklärt. Ein betroffenes Kind blickt selten zum Lehrer, sondern entweder einfach im Klassenraum herum oder fixiert eine Stelle im Raum, um sich besser auf das Gesagte zu konzentrieren. Möglich ist auch, wenn es vom Lernstoff gelangweilt ist, das es sich in seine Gedanken, also in sich selbst zurück zieht und in diesen Zustand auch nicht

reagiert, selbst wenn es direkt angesprochen wird. Ein weiteres Problem stellt unter Umständen das unaufgeforderte „dazwischen reden“ dar. Weiß ein betroffenes Kind die Antwort auf eine vom Lehrer gestellte Frage, wird es diese auch sofort preis geben, ohne sich zu melden oder aufzuzeigen oder vom Lehrer aufgefordert zu sein. Weiter kann das Kind, bedingt durch seinen Defizit zwischen den Zeilen lesen zu können, negativ auffallen. Zum Beispiel durch eine Frage des Lehrers, ob es eine bestimmte Aufgabe lösen kann. Ein betroffenes Kind wird sicherlich diese Frage mit „Ja“ ich kann es, oder „Nein“ ich kann es nicht beantworten. So eine Frage könnte sein:.... „ Kannst du mir sagen wieviel 5 mal 6 ist?“. Besser wäre ein direkte Frage wie:... „ Sage mir, wieviel ist 5 mal 6?“
Als weiteres Beispiel eine Deutschaufgabe die etwa so lauten könnte „ Finde das Subjekt im Satz und unterstreiche es farbig!“ Ein Subjekt in einem Satz zu bestimmen wird nicht allzu schwer sein. Aber die unpräzise Aufgabe es farbig zu unterstreichen kann bei einem betroffenen Kind folgende Überlegungen hervorrufen. Welche Farbe soll es sein, soll es mit einfachen Buntstift sein oder besser mit Faserstift. Mit einem dünnen oder dicken Faserstift, oder besser mit dem Füllhalter. Blau ist ja auch eine Farbe. Für ein betroffenes Kind ist eine präzise Aufgabenstellung hilfreicher, wie zum Beispiel „ Finde das Subjekt und unterstreiche es Grün!“

Experten zufolge sind Kinder spätestens ab dem 8.Lebensjahr in der Lage, sich das emotionale Verhalten einer anderen Person, also auch ihres Lehrers, vorzustellen. Sie werden Kritik oder berichtigende Kommentare ihrem Lehrer gegenüber meistens für sich behalten und nicht aussprechen. Anders Asperger Kinder. Sie weisen den Lehrer, natürlich vor versammelter Klasse, auf einen Versprecher oder auf einen Fehler hin. Dabei ist diese Kritik nicht bösartig gemeint um den Lehrer als dumm darzustellen, sondern vielmehr um ihn darauf aufmerksam zu machen, damit er seinen Fehler berichtigen kann.
Vom Asperger Syndrom betroffene Kinder nehmen den Lehrstoff oft nicht so ohne weiteres, und nicht ohne sich selbst eigene Gedanken darüber zu machen, hin. Hier wieder ein Beispiel aus meiner eigenen Kindheit.
Ich hatte, ohne mir bewusst zu sein das ich damit meine Lehrerin vor der gesamten Klasse unhöflich kritisiere, etwas kritisiert. Da ich durch mein Verhalten sowieso oft negativ aufgefallen bin, handelte ich mir damit eine Schimpftirade ein. Sie wollte mir wohl klar machen wer in der Stunde das sagen hat und beendete ihre Ausführungen mit der fatalen Frage „ Oder willst du mir noch weis machen das 1 plus 1 drei ist?“ Damit wäre der ganze Ärger vorbei gewesen wenn Asperger Autisten die Welt nicht anders wahrnehmen und sich viele eigene

Gedanken machen würden. Prompt kam meine Antwort dazu. „ Drei nicht, nur zwei und eins.“ Und wieder fing meine, wahrscheinlich auf das äußerste gereizte Lehrerin an zu schimpfen und forderte mich mit „ Wäre der Herr Professor so liebenswürdig mir zu beweisen, das eins und eins eins ergibt?“ auf, ihr meine Gedanken zu präsentieren. Glücklicherweise hatten wir im Chemieraum Matheunterricht. Ich nahm eine Pipette und lies einen Tropfen Wasser mit den Worten „ Eins“auf den Tisch tropfen. Dann lies ich noch einen Tropfen auf den anderen fallen. „ plus Eins“ ergibt einen Wassertropfen. Ich erklärte weiter „ Das Volumen hat sich zwar geändert, aber nicht die Anzahl.“ Meine Mitschüler johlten laut und meine Lehrerin wollte gerade etwas dazu sagen als es zur Pause läutete. Und ich glaube heute, das meine Lehrerin froh war das die Pause eingeläutet wurde und sie keine Erklärung zu meiner Vorführung geben brauchte. Sie hat das Thema mir gegenüber nie wieder erwähnt. Allerdings ist mein Ansehen und mein Beliebtheitsgrad ihr gegenüber auch nicht gestiegen. Dieses Beispiel zeigt, das Autisten ein anderes Verständnis der Welt haben können.

Die Pausen werden betroffene Kinder meistens allein verbringen. Den Sinn der Spiele ihrer Mitschüler werden sie in den wenigsten Fällen verstehen. Pausen wirken auf sie wie ein ungeordnetes Durcheinander. Asperger Kinder werden dadurch auffallen, das sie entweder allein auf dem Schulhof stehen und sich an keinem Spiel oder an keiner Unterhaltung ihrer Mitschüler beteiligen. Oder sie verlassen erst gar nicht das Klassenzimmer. Im schlimmsten Fall verstecken sie sich, da sie durch ihre Andersartigkeit natürlich auch ihren Mitschülern auffallen und von denen geärgert, gehänselt oder gemobbt werden.

Fällt ein Kind durch diese Verhaltensweisen in der Schule auf, sollten Lehrer und Eltern das soziale Verständnis und die ToM-Fähigkeit überprüfen oder überprüfen lassen. Carol Gray, eine Beratungslehrerin für autistische Kinder, hat dazu Fragebögen entwickelt die so aussehen können.

Was solltest du als erstes in der Schule tun?

Was solltest du als nächstes tun?

Woran erkennst du wann du damit aufhören musst?

Habt ihr Regeln in der Klasse?

Welche Regeln kennst du?

Warum habt ihr diese Regeln?

Welche Regel findest du am wichtigsten?

Wie heißt dein Lehrer?

Woran erkennst du, das dein Lehrer mit dir persönlich spricht?

Woran erkennst du das dein Lehrer zu allen Kinder spricht?

Woran erkennst du, das dein Lehrer wütend ist?

Was macht dein Lehrer wütend?

Woran erkennst du, dass dein Lehrer Spaß macht, etwas nicht ernst meint?

Woran erkennst du das Pause ist?

Was machst du gerne in der Pause?

Was machen andere Kinder in der Pause?

Was findest du am Besten in der Pause?

Was magst du nicht an Pausen?

Woran erkennst du, dass die Pause zu Ende ist?

Woher kann dein Lehrer wissen das du Hilfe brauchst?

Wann könntest du Hilfe gebrauchen?

Was ist ein Freund?

Hast du einen Freund in der Klasse?

Was machst du gerne mit Anderen zusammen?

Bei vielen Fragen wird sich ein betroffenes Kind schwer tun sie zu beantworten bzw. sie beantworten zu können.

Eltern, KITA Mitarbeiter und Lehrer können mit einfachen Tests die ToM-Fähigkeiten von Kindern überprüfen bei denen der Verdacht besteht, das sie vom Asperger Syndrom betroffen sind oder die durch das beschriebene Verhalten auffallen. Es ist ratsam die Tests durch zu führen ohne dem Kind zu erklären ob eine Antwort richtig oder falsch war, um nicht eine eventuell spätere Diagnostik durch einen Arzt bzw. einer anderen Fachkraft zu verfälschen. ToM-Fähigkeiten können mit sogenannten First-order-false-belief-Tests oder False-belief-Tests überprüft werden. Sie können von einer Person durchgeführt werden wenn Puppen für die Tests verwendet werden. Aber besser ist es, wenn die Tests mit zwei Personen durchgeführt werden. Einem betroffenen Kind kann es schon schwer fallen sich vorzustellen das die Puppen reale Menschen darstellen sollen. Eine Möglichkeit eines solchen Tests wäre zum Beispiel:

Eine Person ist mit dem zu überprüfenden Kind in einem Raum. Man zeigt dem Kind eine Smartis Schachtel und fragt, was es denkt, was sich in der Schachtel befinden könnte. Die Antwort wird höchstwahrscheinlich richtig sein. Smartis. Dann nimmt die Person die Smartis heraus und packt z.B. Stifte in die Schachtel. Um die Aufmerksamkeit des Kindes nicht nur auf die Smartis zu lenken sollte man ihm ein paar geben. Nun kommt die zweite Person in den Raum. Das Kind wird gefragt was die zweite Person wohl denkt, was in der Schachtel ist. Ein betroffenes Kind wird „ Stifte“ sagen. Es kann nur von seinem eigenen Wissen ausgehen und kann sich nicht vorstellen das die zweite Person nicht wissen kann das in der Schachtel Stifte sind. Um eine Gedächtnislücke aus zu schließen kann das Kind gefragt werden, was als erstes in der Schachtel war.
Ein weiterer Test könnte so aussehen:

Beide Personen sind mit dem Kind in einem Raum. Die erste Person legt Schokolade in eine Plätzchendose, die auf dem Tisch steht und verlässt dann den Raum. Die zweite Person nimmt nun die Schokolade aus der Dose und packt sie in einen Schrank. Dann kommt die erste Person wieder in den Raum und das Kind wird gefragt, wo die erste Person die Schokolade suchen wird. Ein betroffenes Kind wird den Schrank nennen. Auch hier ist sich das Kind nicht bewusst, das die erste Person nicht wissen kann das die Schokolade im Schrank ist. Es geht von seinem eigenen Wissen aus. Auch hier ist es ratsam, um eine Gedächtnislücke auszuschließen, das Kind zu fragen wo sich die Schokolade als erstes befand.
Bei dem nächsten Test muss das Kind erkennen wieviel Objekte (Dinge) das Kind auf den Fotos sehen kann.

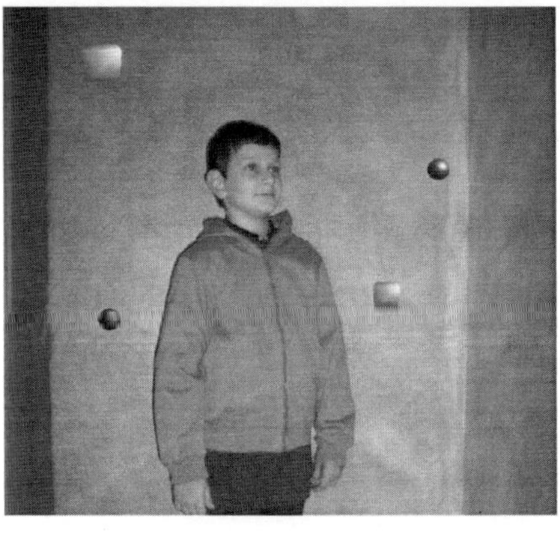

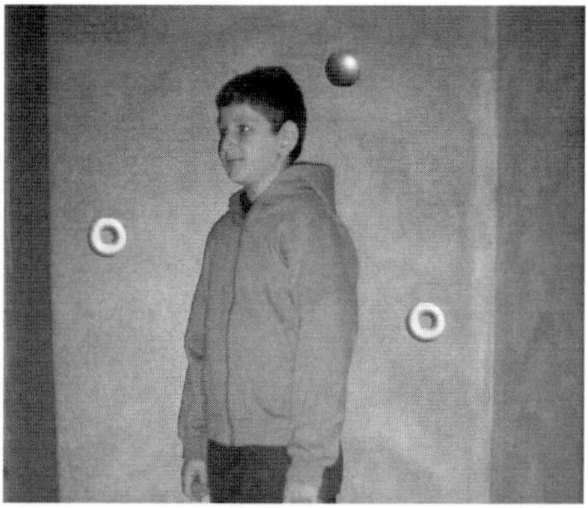

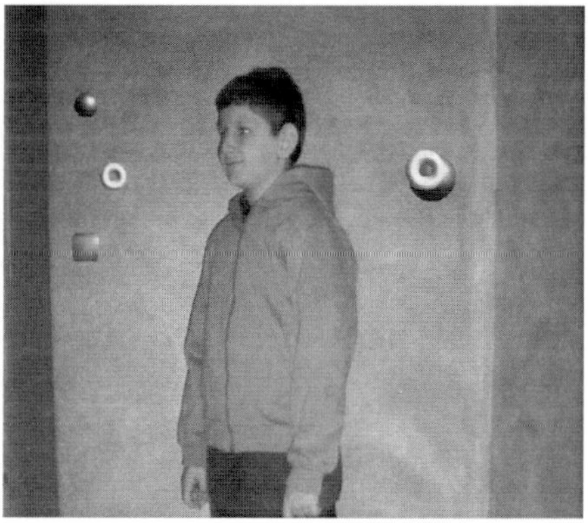

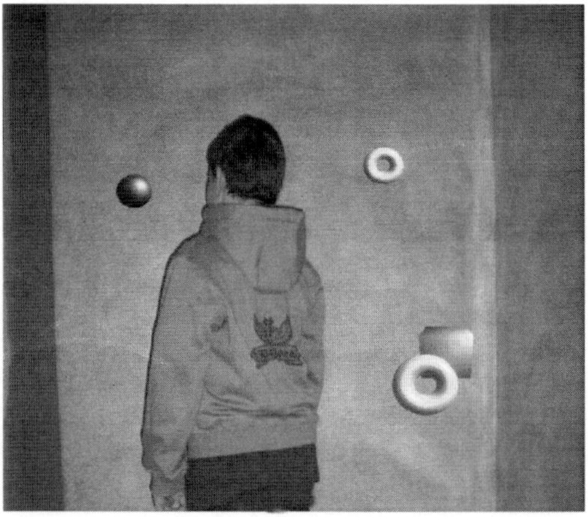

Auch bei diesen Test wird ein betroffenes Kind meistens die Anzahl sämtlicher Objekte nennen. Es wird sich nicht oder nur sehr schwer in das Kind auf dem Foto hinein versetzen können. Das sich einige Objekte hinter dem Kind befinden und es diese nicht sehen kann ist für ein Asperger Kind nicht oder nur schwer vorstellbar.

Der nächste Test ist ein sogenannter Comic-Test. Bei diesen Tests wird mit Strichmännchen gearbeitet.

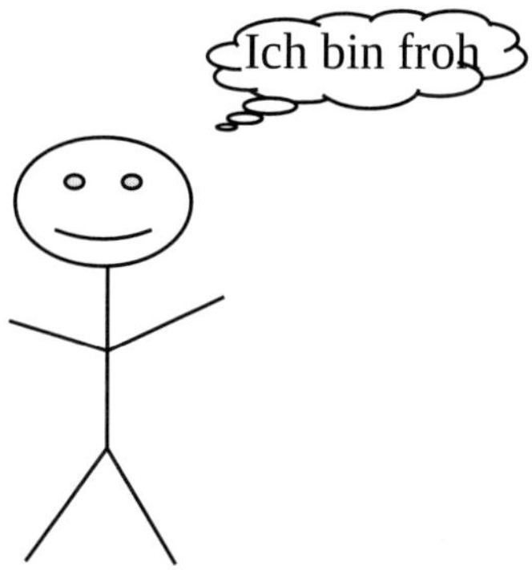

Experten zufolge können sich Kinder spätestens ab dem 6. Lebensjahr vorstellen, das Sprechblasen die Gedanken und Gefühle von Comic Figuren wiedergeben. Für ein betroffenes Kind kann es schwierig sein Sprechblasen so zu deuten. Mit diesen Tests kann variabel gearbeitet werden. Zum einen kann man das Gesicht des Strichmännchens weg lassen und das Kind soll anhand der Sprechblase das passende Gesicht einzeichnen. Bei dem abgebildeten Beispiel für froh, fröhlich oder freundlich ein lächelndes Gesicht. Möglich wäre auch für traurig oder böses ein anderes Gesicht.
Die zweite Möglichkeit ist, das in der Sprechblase die

Emotion nicht geschrieben steht. Das Kind soll dann anhand des dargestellten Gesichtes die möglichen Emotionen oder die möglichen Gedanken in die Sprechblase eintragen bzw. nennen. Mit solchen Strichmännchen können auch Alltagssituation nachgespielt werden, wie zum Beispiel ein anderen Menschen trösten, einen anderen Menschen um Hilfe bitten, einen anderen Menschen aufmuntern, wie man reagieren kann wenn sich andere streiten usw.

Praktische Hilfen für Eltern

Durch die beschriebenen Defizite ist es für betroffene Kinder sehr schwierig ihren Alltag stressfrei zu meistern. Ständig werden sie auf Fehler hingewiesen, getadelt oder bestraft. Dagegen folgt auf etwas das sie richtig gemacht haben, worauf sie meistens stolz sind und auch sein können, kein Lob, da es von nichtbetroffenen Menschen so erwartet wird. Das kann dazu führen, das sie sich zurück ziehen und an nichts mehr beteiligen um auf keinen Fall ein Fehler zu machen und wieder Ärger bekommen. Sie sind sich im Alltag bei jeder Handlung oder Aktion unsicher über deren Folgen. Um solche Alltagsfallen zu vermeiden und nicht ständig unsicher sein zu müssen halten sie sich an feste Routinen. Ein abweichen oder eine nicht einhaltbare Routine macht sie in ihren Handeln wieder unsicher, sodass sie sich strickt weigern ihren Tagesablauf auch nur geringfügig zu ändern. Beispiele dazu wären eine andere Zeit des aufstehens, eine andere Zeit des frühstückens, eine andere Sorte Brot, ein anderer Frühstücksteller, ein anderer Schulweg, eine Änderung des Stundenplanes, ein anderer Lehrer usw. Es ist für betroffene Kinder sehr schwierig sich auf solche geänderten Situationen einzustellen. Nicht immer kann man das Kind auf etwaige Änderungen

vorbereiten. Aber auf Dinge wie zum Beispiel ein anderer Schulweg oder eine andere Zeit kann und sollte ein betroffenes Kind im Vorfeld vorbereitetet werden.
Eltern können ihren Kind helfen, um in einer Welt voller Rätsel und Merkwürdigkeiten besser zurecht zu kommen. Wie schon erwähnt können Asperger Kinder die sozialen Rituale und Verhaltensweisen nicht intuitiv verstehen und anwenden. Aber durch das erklären ungeschriebener Regeln und durch das praktische Üben im Alltag können betroffene Kinder diese Regeln lernen, vergleichbar mit dem erlernen einer Fremdsprache und diese Situationsbedingt anwenden. Das wird für die Eltern wie auch für die Kinder mühselig und langwierig sein. Ein schneller Erfolg wird sich sicherlich **nicht** einstellen. Aber die Eltern ermöglichen eventuell ihrem Kind ein unabhängiges Leben im Erwachsenenalter. Ob die Kinder verstehen warum man sich in einer Situation so und in einer anderen Situation ganz anders verhalten sollte ist nicht unbedingt sicher. Vieles bzw. das Meiste wird ihnen weiterhin rätselhaft und komisch vorkommen, aber sie fallen im Alltag weniger auf und haben vor allen Dingen weniger Ärger, was ihr Selbstbewusstsein stärkt und ihnen die tägliche Unsicherheit nehmen kann, sodass sie nicht so fest und konsequent an ihren Ritualen festhalten müssen.
Hier ein paar Beispiele solcher Übungen.

Wie schon beschrieben kann es betroffene Kinder verwirren und sie in einen Zustand der Hilflosigkeit fallen lassen wenn sich im Tagesablauf etwas ändern sollte. Eltern können mit dem Kind üben, indem absichtlich und wenn es nicht unbedingt auf die Zeit ankommt, Ausweichstrategien zu finden oder zu entwickeln. Praktisch kann das so aussehen, das man z.B. absichtlich den Bus oder die Straßenbahn verpasst. Die Eltern sollten dabei „laut denken“ und ihre Gedanken aussprechen. Zum Beispiel „ So ein Pech. Jetzt haben wir den Bus verpasst. Was können wir denn machen. Entweder wir warten auf den nächsten Bus. Wir könnten auch laufen. Oder gehen wir wieder nach Hause zu Papa, damit er uns mit dem Auto fährt? Was wäre wohl das beste? Auf den nächste Bus warten dauert zu lange. Laufen dauert auch zu lange und es ist zu weit. Wir gehen wieder nach Hause zu Papa und bitten ihn uns mit dem Auto zu fahren“
Mit dieser Situation kann man mit dem Kind üben, ohne das es merkt das eine Übung ist, was es tun könnte, falls es mal den Schulbus verpasst. Gleichzeit übt man damit einen anderen Menschen, den Papa, um Hilfe zu bitten.
Um Hilfe zu bitten ist ein weiterer wichtiger Punkt im Alltag. Wie schon beschrieben ist es durch eingeschränkte ToM-Fähigkeiten für ein betroffenes Kind nur schwer möglich sich in andere Menschen hinein zu versetzen und sich vor zu stellen, das

andere Menschen ein anderes Wissen haben nachdem sie fragen und um Hilfe bitten können. Eine praktische Übung könnte sein, das das Kind gebeten wird den Eltern im Haushalt etwas zu holen oder zu geben, von dem man weiß, das es daran nicht so ohne weiters heran kommt, wie zum Beispiel eine Tasse aus einen Oberschrank. Diese Bitte sollte, wie im Alltag meistens auch, als Frage formuliert werden. „ Kannst du mir eine Tasse bringen?“ Diese versteckte Bitte wird sicherlich erstmal mit einem „Ja“ beantwortet werden, worauf die Eltern gleich erklären sollten, das das keine Frage, sondern eine Aufforderung, eine Bitte war. Das Kind wird ein paar Anstrengungen aufwenden um diese Bitte zu erfüllen. Entweder es findet eine Ausweichstrategie und nimmt sich einen Stuhl zu hilfe oder es wird sagen, das es das nicht kann und nicht heran kommt. Dann sollten die Eltern dem Kind ihre Hilfe anbieten „ Soll ich dir Helfen? Ich bin größer und kann dir die Tasse aus dem Schrank geben.“ Irgendwann wird das Kind das „ Muster nach Hilfe bitten“ auch in anderen Situationen erkennen und anwenden.
Die selbe Übung ist auch in einem Supermarkt möglich. Das Kind soll einen Artikel holen, der im Supermarkt nicht angeboten wird. Es wird wahrscheinlich alle Regale absuchen. Daraufhin sollten die Eltern helfen „ Wir fragen einfach eine Verkäuferin. Die räumt hier die Regale ein und **weiß**

hier im Supermarkt bescheid." „ Entschuldigen sie. Wo bitte finde ich den Artikel?" Dabei kann das Kind beobachten und lernen wie man fremde Menschen anspricht. Die ersten Male sollten das die Eltern übernehmen, aber nach einiger Zeit sollte das Ansprechen eines fremden Menschen das Kind selber machen.

Diese Übungen dienen dazu, das betroffene Kinder ihren Alltag besser meistern können. Wichtiger ist aber das die Kinder lernen, das ihnen auch bei schwerwiegenden Problemen von Anderen geholfen werden kann. Beispiele dafür wären wenn es ihnen nicht gut geht oder sie sich verletzt haben. Durch die eingeschränkte oder fehlende Mimik und Gestik kann es für Eltern schwierig sein zu erkennen ob es dem Kind gesundheitlich gut geht oder auch nicht. Eltern sollten ihr Kind zum Beispiel beim Frühstück fragen ob es gut geschlafen hat und ob es ihm gut geht. Diese Fragen werden sicherlich wieder nur mit „ Ja" oder „ Nein" beantwortet. Aber bei „ Nein" können Eltern weiter fragen und heraus finden was dem Kind fehlt.

Bei Verletzungen verhält es sich ähnlich. In den seltensten Fällen wird ein betroffenes Kind von selber seinen Eltern erzählen das es sich weh getan hat und Hilfe von den Eltern bekommen kann. Das Kind sollte, zum Beispiel nach der Schule oder der KITA, gefragt werden ob es sich weh getan hat oder ob alles in Ordnung ist. Die übliche Frage „ Wie war es heute in der Schule?" sollte dabei vermieden werden. Das kann u.U. dazu führen, das das Kind einen Vortrag über den gesamten Tagesablauf hält. Besser ist direkt zu fragen ob es sich weh getan oder verletzt hat. Dazu wieder ein Beispiel aus meiner Kindheit.

Ich hatte mir beim neugierigem untersuchen eines Abwasserschachtes ein rostiges Blech in den Unterbauch gerammt. Zu meinem Glück erzählten das die anderen Kinder meiner Lehrerin, was ich damals als petzen und nicht als helfen deutete. Ich bekam erstmal ein großes Pflaster auf meine Wunde und wurde, zu meiner Freude, nach Hause gebracht. Meine größte Angst war, das ich großen Ärger von meiner Mutter zu erwarten hätte, da meine Hose dabei auch zerrissen war. Zu Hause lebte ich in meinen Tag hinein ohne mir bewusst zu sein, das meine Mutter mir gegen die Schmerzen und das Bluten helfen könnte. Erst am Abend, beim waschen, fiel meinen Eltern die Wunde auf. Die wiederum verfielen ihrerseits in Panik, was ich damals als Ärger und Schimpfen deutete, und fuhren mit mir zum Arzt. Das meine Eltern und ein Arzt mir helfen konnten etwas gegen meine Schmerzen zu unternehmen war mir als Kind nicht bewusst.

Ähnlich verhielt es sich, als ich mir einen Arm gebrochen hatte. Auch in dieser Situation war mir nicht bewusst, das mir durch Andere geholfen werden kann. Es fiel nur auf, weil meine Hand völlig verdreht war.

Nachbarn und Bekannte zu grüssen kann man ebenfalls, fast täglich, üben. Als erstes sollte man dem Kind erklären warum man Nachbarn und Bekannte grüßt. Im zweiten Schritt sollte man dem Kind erklären wann man und wie man grü ßt. Zum Beispiel das man zu Hause in der eigenen Wohnung die Hand gibt, „ Hallo“ oder „ Guten Tag“ sagt und dabei wenigstens in die Richtung des anderen Menschen schaut. Das selbe wäre für die Situation zu erklären, wenn man bei jemanden Anderen zu Besuch ist.
Schwieriger ist ein Grüssen auf der Strasse. Wann ist der richtige Abstand zur zu grüssenden Person erreicht. Reicht ein „ Hallo“ oder ist ein „ Guten Tag“ besser angebracht. Reicht ein freundliches Kopfnicken zum Grüssen wenn sich der Andere z.B. auf der anderen Straßenseite befindet. Ist die Lautstärke angemessen. Ist der Tonfall angemessen. Das sind alles Dinge die für ein betroffenes Kind nicht so einfach zu beherrschen und zu bewältigen sind.
Sehr wichtig für betroffene Kinder ist, das sie lernen Gefahren zu erkennen. Eltern sollten zum Beispiel unbedingt üben wie man eine Strasse überquert. Das man nicht einfach schlagartig auf eine Strasse gehen darf. Immer wieder üben, erst nach links sehen, dann nach rechts sehen, nochmals nach links

und dann, wenn kein Auto kommt, kann man gehen. Auch die Gründe dafür sollten erklärt werden, das die Autofahrer nicht wissen können das man auf die andere Straßenseite will. Das Autos nicht so schnell zu bremsen sind, usw.
Betroffenen Kindern sollte auch der richtige Abstand zu anderen Menschen erklärt und gezeigt werden. Ist der Abstand zu groß wirkt man uninteressiert und ist in einer Gruppe plötzlich ausgeschlossen. Ist der Abstand zu nah fühlt sich der Andere eventuell bedrängt. In den meisten Situationen wird der Abstand sicherlich zu groß sein. Meistens misst der übliche Abstand in einer Menschengruppe eine halbe Armlänge. Eine andere Situation liegt natürlich vor, wenn jemand seine Zuneigung oder Liebe, zum Beispiel der Eltern, Großeltern, Freund / Freundin, zeigen und zum Ausdruck bringen möchte.
Hier können nicht für jede eventuelle Situation Übungen und Erklärungen aufgeführt werden. Eltern sollten Förderungen in ihren individuellen Tagesablauf einbauen. Ein Erfolg dieser Übungen und Erklärungen wird sich sicherlich nicht schnell einstellen und es kann für die Eltern sehr anstrengend und nervig werden, da betroffene Kinder wahrscheinlich fast alles hinterfragen werden. Aber auf lange Sicht wird es hilfreich sein, damit die Kinder selbständiger ihr Leben gestallten können, was auch eine Entlastung der Eltern bedeuten kann.

Über- und Unterempfindlichkeit

Überempfindlichkeiten

Probleme beim bewältigen des Alltags können Über- und Unterempfindlichkeiten bereiten. Über- oder / und Unterempfindlichkeiten treten häufig bei vom Asperger Syndrom betroffenen Menschen auf. Aber auch hier gilt, es gibt keine Schablone, die man über einen Menschen legen kann, um zu sagen, das ist ein Asperger Autist und das ist keiner. Es gibt natürlich auch Betroffene, bei denen dieses Phänomen nicht vorliegt. Die Wissenschaft konnte bisher noch keine ausreichende Erklärung vorlegen. Therapierbar sind diese Empfindlichkeiten fast gar nicht. Es kann eventuell der Versuch unternommen werden, Betroffene im Rahmen einer Ergotherapie zu desensibilisieren. Desensibilisieren ist sicherlich nicht unbedingt die korrekte Beschreibung, aber anders kann ich es im Moment nicht ausdrücken. Über- und Unterempfindlichkeiten können die gesamte Bandbreite möglicher Reize umfassen die von Menschen wahrgenommen werden können. Es können Geräusche, Lichtreize, Berührungen, Gerüche, Geschmäcker und bestimmte Beschaffenheiten von Stoffen sein. Es ist auch möglich das mehrer Empfindlichkeiten vorliegen, genau so kann es auch möglich sein, das ein

Mensch auf bestimmte Reize überreagiert, und auf andere Reize unterreagiert. Eine Überempfindlichkeit kann so stark wahr genommen werden, das es für einen betroffenen Menschen nahezu unmöglich ist, diesen Reiz zu ertragen. Zumindest nicht über einen längeren Zeitraum. Im schlechtesten Fall kann dies zu einem sogenannten Overload führen. Was ist ein Overload? Autisten besitzen in den seltensten Fällen einen Reizfilter, mit dem sie nicht relevante Reize ausblenden können. Alles, jeder einzelne Reiz, strömt ungefiltert auf einen betroffenen Menschen ein. Wenn zu viele Reize auf einmal auf einen betroffenen Menschen einströmen, können, bildlich erklärt, die Daten- bzw. Reizkanäle verstopfen. Die Kanäle stauen sich auf und laufen über, sie sind überladen. Das Gefühl eines Overloads wird von Betroffenen unterschiedlich wahr genommen. Es ist auch sehr schwierig einen Overload zu beschreiben. Ich kann hier nur als Beispiel aufführen, wie ich einen Overload erlebe. Bei mir selbst kann es, muss aber nicht, zu einem Overload kommen wenn zu viele Reize in Form von Licht, Geräuschen und Gerüchen auf mich einströmen. Bisher habe ich selbst Overloads nur in großen Einkaufszentren erlebt. Wie beschrieben nehme ich dort fast alles wahr. Das Licht von Firmenschildern und Werbungen, das Rascheln und das Knistern von Einkaufstüten, das Sprechen der anderen Menschen, die Laufgeräusche der anderen

Menschen, vor allem das Klackern der Absätze von Damenschuhen, die verschiedenen Gerüche der Läden, da vor allem von Parfümerien, Drogerien und Imbissbuden. Bin ich diesen Reizen einen längeren Zeitraum ausgesetzt nehme ich alles nur noch überlagert, als eine einzige große, laute Geräuschkulisse, wahr. Einzelne Reize, zum Beispiel wenn ich direkt und sogar namentlich angesprochen werde, kann ich in diesen Zustand nicht oder nur sehr schwer wahrnehmen. Vorstellen kann man sich diesen Zustand, in dem man sich mit den Fingern die Ohren zuhält und nur noch ein Rauschen hört. Auffällig dabei ist, das es mir in diesem Zustand sehr schwer fällt zu sprechen.
Bei einigen Betroffenen kann das im schlimmsten Fall dazu führen, das sie sich selbst verletzen, zum Beispiel die Arme blutig kratzen, die Arme blutig beißen, den Kopf gegen eine Wand schlagen usw. um mit dem starken Reiz des Schmerzes die anderen Reize zu unterdrücken.

Viele Betroffene sind Berührungen gegenüber überempfindlich. Das können Berührungen unterschiedlicher Art und Weise sein. Beispiele hierfür sind Berührungen von anderen Menschen, Berührungen von bestimmten Stoffen, ein bestimmter Druck bei Berührungen usw.
Es kann auch sein das eine Überempfindlichkeit nur an bestimmten Körperstellen wahrgenommen wird.

Im Grunde ist alles möglich.
Bei betroffenen Kindern kann sich eine solche Überempfindlichkeit zeigen, in dem sie nur wenige Kleidungsstücke besitzen wollen und immer wieder die selben Stücke anziehen wollen. Sie weigern und wehren sich strickt andere oder neue Kleidungsstücke zu tragen. Es kann unter Umständen dermaßen unerträglich für sie sein, das sie sich panisch die Kleidung vom Körper oder die Etiketten von der Kleidung reißen. Sie bestehen darauf immer ihre Lieblingskleidung tragen zu dürfen, um sich keinen neuen und unbekannten Reizen aussetzen zu müssen.
Unangenehm für viele Betroffene sind Berührungen mit Wasser. Viele nichtbetroffene Menschen schwärmen immer wieder davon wie schön es für sie ist in einem warmen Sommerregen zu stehen. Schon der Gedanke daran ist für mich, wie für viele andere Betroffene auch, unerträglich. Das selbe gilt für das Duschen. Die vielen Wasserstrahlen können wie viele kleine Nadelstiche wahrgenommen werden. Wasser, das beim duschen oder schwimmen über das Gesicht läuft, wird oft als unangenehm bis unerträglich wahrgenommen. Betroffene Kinder weigern sich ihre Haare zu waschen oder waschen zu lassen. Das Wasser und die Berührung beim Haare waschen kann für Asperger Kinder unerträglich sein. Betroffene gelten deswegen sehr oft als Wasserscheu. Betroffenen Kindern sollte

daher die Wichtigkeit des Waschens, zwecks der eigenen Körperhygiene, erklärt werden. Auch wie man mit guter oder schlechter Körperhygiene auf andere Menschen wirkt sollte betroffenen Kindern unbedingt erklärt werden. Das lindert zwar nicht ihre Überempfindlichkeit gegenüber Wasser, aber sie wissen dann, warum sie eine solche Qual über sich ergehen lassen sollten.
Am auffälligsten zeigt sich wohl eine Überempfindlichkeit Berührungen gegenüber bei Berührungen von anderen Menschen. Für viele Betroffene ist eine Berührung von einem anderen Menschen nicht einfach nur unangenehm. Der Reiz einer Berührung kann auch ein Schmerzempfinden auslösen. Weiterhin kann eine Berührung einen Kontrollverlust gegenüber Reizen darstellen. Man kann hier nicht pauschal jede Berührung als unangenehm darstellen. In den meisten Fällen werden unerwartete und sanfte Berührungen als unangenehm oder unerträglich und ein festes Drücken wiederum als angenehm empfunden. Auch hier ist wiederum alles möglich. Betroffene Kinder halten deswegen beim spielen einen größeren Abstand zu Anderen ein, um nach Möglichkeit zufällige Berührungen zu vermeiden. Viele Betroffene, so auch ich, spüren eine Berührung noch ewig nach. Um diesen Reiz wieder ausblenden zu können, kratzen und reiben viele Betroffene über die berührten Stellen. Zuneigungsgesten, wie zum

Beispiel ein liebevoll gemeintes Umarmen, kann bei Betroffenen, vor allen bei Kindern, regelrecht einen Fluchtinstinkt auslösen.

Eltern und Angehörige von betroffenen Kindern sollten daher ihre Zuneigung und Liebe nur durch Worte zeigen.

Durch Defizite bei der Deutung von Gesten, was Berührungen auch darstellen, können im Alltag weitere Probleme auftreten. Ein freundliches oder anerkennendes Schulterklopfen kann durchaus als Schlagen missgedeutet werden. Ein über den Kopf streicheln oder ein durch die Haare wuscheln kann als an den Haaren reißen empfunden und gedeutet werden. Aus diesen Grund galt ich als Kind als jähzornig und aggressiv. Oft habe ich solche Berührungen, also Gesten, mißverstanden und habe mich dagegen gewehrt. Für nichtbetroffene Menschen, zum Beispiel Erzieher, Lehrer oder Eltern, hatte es dadurch den Anschein das ich aus dem Nichts heraus aggressiv auf andere Kinder losging. Ich war mir sicher, das mich das andere Kind geschlagen hat und ich mich nur gewehrt habe und verstand nicht das ich deswegen immer wieder Ärger bekam.
Ein weiteres Problem kann der Gang zum Frisör darstellen. Durch eine Überempfindlichkeit bei Berührungen kann das schneiden der Haare für ein

betroffenes Kind zur Tortour werden. Das selbe trifft auf einen Besuch beim Zahnarzt zu. Dem Kind sollte vom Arzt jede Handlung erklärt und jede Berührung angekündigt werden. Das ist für Arzt und Eltern sicherlich anstrengend und nervig. Aber man kann den Stressfaktor des Kindes senken und damit Zeit einsparen die ansonsten zur Beruhigung aufgebracht werden müsste.
Berührungen können aber auch beruhigend auf Betroffene wirken. Zum Beispiel das berühren von sehr glatten Oberflächen wie Fliesen oder Tischplatten. Betroffene Kinder können dann ewig über bestimmte Oberflächen streichen und empfinden dabei große Freude.
Um betroffene Kinder an Berührungen von anderen Menschen zu gewöhnen greifen einige Eltern auf die sogenannte Festhaltetherapie zurück. Diese Therapie wurde von Martha Welch, einer Psychologin aus USA, entwickelt. Ziel dieser Therapie ist es durch intensives Festhalten und Umarmen der Kinder durch ihre Eltern die negativen Gefühle aufzulösen bis das Festhalten als liebevolle Umarmung empfunden wird. Diese Therapie ist unter Experten nicht unumstritten da therapeutische Werte und Erfolge nicht nachgewiesen sind. Ich persönlich, als betroffene Person, rate von dieser Form einer Therapie ab. Betroffene Kinder werden beim anwenden dieser Therapie nicht zu beschreibenden Qualen ausgesetzt gegen die es sich nicht wehren

kann. Mit deutlichen Worten ausgedrückt: Ein anwenden dieser Therapie stellt **meiner persönlichen Ansicht** nach eine physische und psychische Kindesmisshandlung dar und ich kann Eltern nur eindringlich raten dieses Mittel nicht anzuwenden. Unter Umständen wird mit dieser Therapie bei Asperger Kindern genau das Gegenteil erreicht und die Angst vor Berührungen wird noch stärker ausgeprägt.

Eine weiter Überempfindlichkeit kann bei visuellen Reizen bestehen. Das können schnelle unverhoffte Bewegungen sein. Betroffene Kinder können sehr schreckhaft und angstvoll auf schnelle oder unverhoffte Bewegungen, zum Beispiel von Tieren, reagieren. Sie nehmen unter Umständen kleinste, für Nichtbetroffene kaum bemerkbare, Bewegungen wahr. Dabei kann ihnen das Unverhoffte, für sie nicht Vorhersehbare, Angst machen. Eltern wissen dann oft nicht warum ihre Kinder plötzlich weinen oder panisch wegrennen. Die Kinder wiederum können sich nicht in ihre Eltern hinein versetzen und sich nicht vorstellen, das ihre Eltern nicht wissen warum und vor was sie Angst haben.

Wichtig für Eltern. Fragen sie ihr Kind nach dem Auslöser der Angst, es wird nicht von alleine darüber erzählen.

Bewegungen können aber auch beruhigend und faszinierend auf Betroffene wirken. Kinder können sich zum Beispiel ewig damit beschäftigen, in dem sie immer wieder eine Fahrstuhltüre schließen und öffnen.

Weiterhin kann flackerndes Licht auf Betroffene unerträglich wirken. Für ein betroffenes Kind kann es unmöglich sein sich auf seine Schulaufgaben zu konzentrieren, weil es das Flackern von Leuchtstofflampen extrem stark wahrnimmt. (Zum besseren Verständnis. Eine Leuchtstofflampe flackert 25 mal pro Sekunde.) Ein betroffenes Kind könnte sich zum Beispiel strikt weigern einen bestimmten Weg zu gehen, von dem es weiß, das es an einer blinkenden Werbung vorbei gehen muss. Flackerndes oder blinkendes Licht muss aber nicht immer eine Angstreaktion hervor rufen. Genauso gut kann es sein, das betroffene Kinder davon fasziniert sind. Die Faszination kann so stark sein, das es alles um sich herum nicht mehr wahrnimmt und nicht einmal auf direktes ansprechen reagiert. Ein betroffenes Kind kann sich stundenlang damit beschäftigen das Licht ständig ein und aus zu schalten. Oder es öffnet und schließt stundenlang die Kühlschranktür. Ein weiteres Beispiel wäre, das es ewig vor einer Straßenabsperrung verharrt an der Warnleuchten blinken. Das Kind kann dann sehr ungehalten reagieren wenn es diesen Reiz nicht mehr wahrnehmen darf.
Weitere visuelle Reize stellen Farben dar. Manche Farben können unerträglich wirken, während sich auf

andere Farben voll konzentriert wird.
Bei der Wahrnehmung von Gerüchen kann es sich ähnlich verhalten. Manche Gerüche können unerträglich auf Betroffene wirken. Betroffene Kinder halten sich zum Beispiel die Nase zu oder sagen laut „ Hier stinkt es.“ obwohl die Eltern keinen unangenehmen Geruch wahrnehmen können. Im schlimmsten Fall kann es, wie bei jeder Überempfindlichkeit, zu einem Overload führen. Anderseits können auch Gerüche so faszinierend wirken, sodass auch hier betroffene Kinder sehr ungehalten reagieren wenn es diese Gerüche nicht mehr wahrnehmen darf.

Experten zufolge sind zwischen 70% bis 85% vom Asperger Syndrom betroffene Kinder gegenüber Geräuschen überempfindlich. Sie können sehr schreckhaft und angstvoll auf sehr leise, für Nichbetroffene kaum wahrnehmbare Geräusche reagieren. Bei plötzlichen Geräuschen, wie Autohupen, Hundebellen, Pausenklingel in der Schule, das Husten eines anderen Menschen oder ein Knistern und Rascheln können Kinder Angstvoll reagieren. Das selbe gilt auch für langanhaltende Geräusche wie die von Staubsaugern, Haartrocknern, Bohrmaschinen oder Motoren. Betroffene Kinder nehmen solche Geräusche als sehr laut wahr. Sie halten sich dann die Ohren zu und laufen weg. Für Eltern ist es oft unerklärlich das die Kinder in einem scheinbaren ruhigen Raum nervös sind und sich nicht konzentrieren können. Durch eine Überempfindlichkeit bei der Wahrnehmung von Geräuschen können Kinder zum Beispiel auch das Brummen eines Gerätes hören das sich im Stand By befindet. Das ticken einer Uhr kann als störend empfunden werden oder auch das Brummen eines Kühlschrankes. Auch hier ist wieder alles möglich. Auch das bestimmte Geräusche faszinierend wirken. Betroffene Kinder könnten zum Beispiel stundenlang eine Tür immer wieder ins Schloss fallen lassen, mit einem Stift auf einen Tisch klopfen, eine Einkaufstüte rascheln lassen, etwas auf dem Boden fallen lassen, die Räder eines Spielzeugautos drehen lassen, und empfinden dabei größte Freude.

Für Eltern wichtig: Egal ob eine Überempfindlichkeit als störend oder faszinierend auf betroffene Kinder wirkt, in Räumen, in denen die Kinder Schulaufgaben erledigen oder schlafen, sollte, wenn möglich, alles entfernt werden was störend sein könnte.

Bei elektrischen Geräten Netzstecker ziehen, keine tickende Uhr im Zimmer lassen, keine Leuchtstofflampen verwenden, keine oder nur in geringen Mengen Putzmittel verwenden, kein knarrendes Bett verwenden, nur Bettbezüge verwenden, dessen Stoff vom Kind akzeptiert wird, Teppichboden verlegen um Trittgeräusche zu dämpfen usw. Solche Maßnahmen sollten individuell auf das Kind abgestimmt werden. Ein weiteres Problem einer Geräuschüberempfindlichkeit stellt die Überlagerung von Geräuschen dar. Geräusche wirken in diesen Fall, wie schon erläutert, ungefiltert auf einen betroffenen Menschen ein. Einzelne Geräusche werden nicht mehr als einzelne Akkustikreize wahrgenommen. Dadurch kann es betroffenen Menschen schwer fallen sich auf ein Gespräch zu konzentrieren, wenn sich um ihn herum andere Menschen ebenfalls unterhalten, wie zum Beispiel bei einem Familienfest. Ein betroffener Mensch nimmt dann nur noch ein allgemeines Gemurmel wahr. Selbst ein direktes Ansprechen ist für einen Betroffenen nicht mehr erkennbar. Es geht einfach im Gemurmel unter. Nichtbetroffene sind dann in solchen Situationen irritiert weil der Angesprochene nicht reagiert. Im schlimmsten Fall kann so eine Überlagerung von Geräuschen zu einem Overload führen.

Unterempfindlichkeiten

Unterempfindlichkeiten können in der selben Bandbreite auftreten wie Überempfindlichkeiten auch. Eine Unterempfindlichkeit wird sicherlich nicht so störend wahrgenommen wie eine Überempfindlichkeit. Aber sie kann sich in Bezug auf die Gesundheit gefährlicher auf Betroffene, vor allem bei Kindern, auswirken. Konkret, wenn es sich um eine Unterempfindlichkeit bei Schmerzreizen durch Kälte, Wärme oder Verletzungen handelt. In diesen Fall werden Schmerzen nicht oder vermindert wahrgenommen.
Unterempfindlichkeit bei Kälte. Betroffene Kinder spüren keine Kälte und fallen dahingehend auf, das sie unter Umständen keine wettergerechte Kleidung tragen. Es kann durchaus sein das ein betroffenes Kind bei Minustemperaturen im T-Shirt oder in einem Sommerkleid in die Schule geht. Es spürt die Kälte nicht und es wird auch nicht verstehen warum es sich wärmer kleiden soll.

Eltern sollten in solch einem Fall konkrete Regeln aufstellen. Ab welchen Temperaturen werden welche Kleidungsstücke getragen. Wichtig für betroffene Kinder sind Erklärungen warum das so ist. Zum Beispiel das es im Bereich von Minustemperaturen Pullover, lange

Hose, dicke Jacke, Schal und Mütze tragen muss, weil es sonst zu Unterkühlung, Schnupfen, Husten, Fieber usw. kommen kann. Weiter sollte dem Kind erklärt werden, wie es auf andere Menschen wirkt und wie diese reagieren würden wenn es unangemessen gekleidet in die Schule geht.

Unterempfindlichkeit gegen Wärme. Betroffene spüren selbst bei großer Hitze keinen Schmerz. Gerade bei Kindern ist deshalb eine erhöhte Aufmerksamkeit der Eltern angebracht. Nichtbetroffene Kinder zeigen den Schmerz, zum Beispiel durch eine Verbrennung, durch weinen und schreien an. Nicht so betroffene Kinder. Sie spüren den Schmerz nicht. Die größten Gefahren im Alltag stellen Verbrennungen in der Küche dar. Betroffene Kinder können sich schlimmste Verletzungen zufügen, zum Beispiel in dem sie einen heißen Backofen oder eine heiße Herdplatte berühren, ohne einen Schmerz zu spüren. In der Adventszeit ist besonders auf Kerzen mit offener Flamme zu achten. Ein betroffenes Kind könnte von der Flamme so fasziniert sein das es hinein greift, keine Schmerzen spürt und sich schlimmste Brandverletzungen zufügt. Ein weiteres Beispiel aus dem Alltag wäre ein Sonnenbrand im Sommer. Betroffene können sich stundenlang der Sonne aussetzen ohne einen Sonnenbrand auch nur ansatzweise zu spüren.

Weiterhin kann es sein, das Schmerzen nicht oder nur vermindert bei Verletzungen wie zum Beispiel Quetschungen, Schürfwunden, Schnittwunden usw. wahrgenommen werden. Betroffene Kinder werden sich in den seltensten Fällen ihren Eltern mitteilen. Selbst mir, als betroffenen Erwachsenen, fällt es nicht immer leicht einzuschätzen ob eine Verletzung schlimm ist oder es sich nur um eine Bagatelle handelt.

Eltern sollten daher klare Regeln aufstellen und diese auch begründen, damit ein betroffenes Kind den Sinn dieser Regeln versteht. Grundsätzlich nicht an Herdplatten, Backöfen oder Kamine greifen, egal ob diese kalt oder heiß sind. Nicht in die Flammen von Kerzen oder eines Lagerfeuers greifen. Gerade zubereitete Lebensmittel, wie beispielsweise Rostbratwürste und Steaks vom Grill, sollten von den Eltern auf ihre Temperatur geprüft werden bevor die Kinder essen. An keine Rohrleitungen greifen. Wenn das Kind bemerkt, das es blutet oder sich aufgeschürft hat, sofort den Eltern, Lehrern oder Kita-Erziehern zeigen, usw. Einem Kind zu erklären, warum es schlimm ist sich zu verbrennen obwohl es doch keinen Schmerz spürt kann schwierig sein. Zum besseren Verständnis kann man dem Kind zeigen was im schlimmsten Fall passieren kann, indem man

zum Beispiel absichtlich eine Wurst in einer Pfanne oder in einem Lagerfeuer verbrennen läßt. Auf jeden Fall sollten Eltern ihre Kinder in Situationen die zu Verbrennungen führen können immer aufmerksam im Blick behalten.

Sonderinteressen

Ein Punkt beim Diagnoseverfahren ist das Thema Sonderinteressen. Es ist schwierig einzuschätzen, ab wann ein Interesse als Sonderinteresse gilt. Selbst Experten sind sich in diesen Punkt nicht immer einig und stufen Interessen beim Diagnoseverfahren unterschiedlich ein. Letztendlich handelt es sich bei Sonderinteressen schlichtweg um ein Hobby. Inwieweit ein Hobby besonders ist, ist meiner Meinung nach, Ansichtssache. Auch nichtbetroffene Menschen können ungewöhnlichen Hobbys nachgehen. Bierdeckel sammeln, Büroklammern sammeln, Vögel beobachten, Erwachsene die mit Legosteinen basteln usw. könnten als Beispiele dafür aufgeführt werden. Wichtiger finde ich, die Art und Weise zu beurteilen, mit der Kinder ihrem Interesse nachgehen. Betroffene Kinder sind selten für eine andere Beschäftigung zu begeistern und gehen ihren Hobby fast schon fanatisch nach. Sie haben kein Verständnis dafür, warum andere sich nicht auch für ihr Hobby und das sich andere Menschen für etwas ganz anderes interessieren. Zum Beispiel zeigen viele Kinder ein Interesse für Dinosaurier. Sie sammeln Dinofiguren und kennen auch ein paar mit Namen. Das ist sicherlich nichts Ungewöhnliches. Einem betroffenen Kind wird das nicht reichen. Es

wird wahrscheinlich alle Dinos kennen, inklusive deren lateinische Bezeichnung, von wann bis wann sie gelebt haben, ob sie Pflanzenfresser oder Fleischfresser waren und sich immer mehr Wissen darüber aneignen. Ein weitere Beispiel wäre ein starkes Interesse an Flaggen. Betroffene Kinder könnten alle Staatsflaggen kennen, zu welchem Land eine Flagge gehört, auf welchen Kontinent sich das Land befindet, wie dessen Hauptstadt heißt und unendlich lange Monologe und Vorträge darüber halten. Meistens reagieren sie sehr ungehalten wenn sie nicht ihren Hobby nachgehen dürfen und sind für keine andere Beschäftigung zu begeistern. Aber warum sollte man den Kindern das frönen ihrer Hobbys verwehren solange sie sich und andere damit nicht schädigen? Unter Umständen entwickelt sich aus dem Hobby ein Berufswunsch dem sie zielstrebig folgen.
Trotzdem sollten Eltern oder Erzieher dem Kind immer wieder auch andere Beschäftigungen anbieten und erklären, das und warum andere Menschen andere Interessen haben und wie sie mit Vorträgen und Monologen auf andere Menschen wirken. In den seltensten Fällen werden betroffene Kinder von alleine spüren, das sie Andere langweilen oder nerven.

Gefühle zeigen

Ein weitverbreiteter Irrglaube ist, das Autisten keine Gefühle haben sollen. Natürlich haben betroffene Menschen Gefühle. Nur zeigen sie diese nicht durch Mimik oder Gestik. Haben Autisten eine Situation, auch wenn das nicht intuitiv sondern über den Verstand passiert, erfasst und begriffen können sie durchaus auch z.B. Mitleid empfinden. Bedingt durch eine andere Wahrnehmung ihrer Umwelt muss sich das nicht nur auf Menschen beziehen. Ein betroffenes Kind könnte durchaus auch für einen z.B. kaputt gegangenen Stuhl Mitleid empfinden.
Durch fehlende oder unangemessene Mimik und Gestik wirkt ein betroffenens Kind auf Andere gleichgültig, aber es freut sich sicherlich genauso über einen Besuch der Oma wie ein nichtbetroffenes Kind.
Schwieriger ist es wahrscheinlich Gefühle wie Wut und Ärger einzustufen. Scheinbar aus dem Nichts heraus, ohne Grund, können betroffene Kinder wütend werden und richtig gehend ausflippen. Ein Grund dafür ist für Nichtbetroffene oft nicht erkennbar. Dabei kann es sich um Kleinigkeiten handeln, z.B. das etwas verschoben wird, ein Stift auf einem Tisch etwa, oder es liegt ein anderer Löffel zum essen auf dem Tisch, oder ein Fenster wird geöffnet usw. Das ein betroffenes Kind wegen solchen einfachen Dingen unverhältnismässig stark

ärgerlich und wütend wird liegt daran, das es bei Autisten zwischen nicht wütend und wütend keine Abstufung gibt. Entweder es ist zufrieden oder es ist ärgerlich / wütend. Ein bisschen ärgerlich gibt es nicht. Zu vergleichen ist das z.B. mit dem Lautstärkeregler eines Radios. Zwischen ganz leise und volle Lautstärke kann man viele verschiedene Lautstärken einstellen. Also im übertragenem Sinne von zufrieden über verstimmt, etwas ärgerlich, ärgerlich, etwas wütend bis wütend. Bei betroffenen Kindern gibt es solche Nuancen nicht. Entweder es ist zufrieden oder es ist wütend.
Genauso schlagartig wie ein betroffenes Kind wütend werden kann, schlägt die Stimmung auch wieder um. Schlagartig wird das Kind wieder ruhig und ist zufrieden. Auch hier gilt wieder, ein langsames abschwellen der Wut bis zur Zufriedenheit gibt es nicht. Es gibt nur entweder oder. Eltern von betroffenen Kindern können davon ausgehen, das ein solcher Wutanfall irgendwas mit der letzten Handlung oder dem letzten Geschehen zu tun hat. Reagiert ein Kind aggressiv Anderen gegenüber, kann es durchaus sein, das es die Gestik des Anderen falsch interpretiert hat und sich nur verteidigen will. Dieses Problem hatte ich selbst als Kind leider auch. Eine einfache, leichte Berührung kann als schlagen missverstanden werden. Ein freundliches oder anerkennendes Schulterklopfen ebenso. Dadurch kann ein betroffenes Kind

scheinbar aus dem Nichts heraus und schlagartig wütend und aggressiv werden.
Allerdings kann es auch den Schein haben, das ein betroffenes Kind einem anderem Kind gegenüber bösartig und aggressiv ist, weil es seine Gefühle durch unangemessene oder falsche Gestik zeigt. Es kann durchaus sein, das sich ein betroffenes Kind freud ein anderes Kind zu treffen und diesem zur Begrüssung „ freundlich mit der Faust auf den Rücken haut".
Eltern von betroffenen Kindern sollten diesen erklären und immer wieder üben wie man sich in eigenen bestimmten Stimmungslagen gegenüber Anderen verhält.

Vorteile und Positives

Teilweise können die Defizite von betroffenen Menschen in bestimmten Situationen von Vorteil sein. Sicherlich nicht in dem Maße wie Nachteile, aber meiner Ansicht nach trotzdem erwähnenswert. Zum Beispiel die, durch eine verminderte ToM-Fähigkeit resultierende, gnadenlose Ehrlichkeit. Mitmenschen können sich sicher sein, das sie von Asperger Betroffenen nicht vorsätzlich angelogen werden. Auch nicht, wenn Meinungen und Ansichten von Betroffenen für die jeweilige Person schmerzhaft, verletzend oder peinlich sind. In den seltensten Fällen werden Asperger-Autisten hinter dem Rücken Anderer lästern oder Intriegen spinnen. Weiter wäre zu erwähnen, das viele Betroffene in Bildern denken. Dadurch besitzen sie eine hohe Vorstellungskraft von Dingen, die nicht fertig oder noch in der Planung sind. Oft können sie schon im Vorfeld sagen, wie Etwas später aussieht oder ob Etwas nach der Fertigstellung funktioniert oder nicht. Diese Fähigkeit könnten zum Beispiel Entwicklungsfirmen nutzen um eine Menge Zeit und Geld zu sparen.
Ein weitere Vorteil ist die Detailversessenheit vieler Asperger-Autisten. Sie können nach kurzer Zeit Fehler erkennen, zum Beispiel in Computerprogrammen, wofür Andere ewig

brauchen. Einige Softwarefirmen haben dieses Potential für sich enteckt und stellen bevorzugt Asperger-Autisten für solche Aufgaben ein. Von Vorteil kann das auch für Firmen sein, die selber konstruieren und entwerfen. In der Autoindustrie oder im Maschinenbau bringt das sicherlich ein paar Vorteile mit sich.

Ein eingeschränktes Einfühlungsvermögen kann Vorteile in Situationen mit sich bringen, in denen sich Nichtbetroffene aufgrund ihres intuitiven mitfühlen nicht oder nur schwer auf ihre Aufgaben konzentrieren und wichtige Entscheidungen treffen können. Zum Beispiel bei Feuerwehreinsätzen. Dazu meine eigene Erfahrung.

Ich bin ehrenamtlich bei einer Feuerwehr tätig. Ich habe beobachtet, das bei Einsätzen, in denen Menschen gesundheitlichen Schaden davon tragen und das durch lautes Schreien anzeigen, Einsatzkräfte nervös und hektisch werden können. In solchen Situationen weichen sie teilweise von Dienstvorschriften und Einsatztaktiken ab, da sie mit verletzten oder in Not geradenen Menschen intuitiv mitfühlen und diesen so schnell wie möglich helfen wollen. Sie können ihr Mitgefühl nicht abstellen. Unter Umständen ist ihr Mitgefühl so stark ausgeprägt, das sie sogar noch nach Einsätzen von einem Notfallseelsorger betreut werden müssen. Dieses intuitive mitfühlen ist bei mir nicht bzw. nicht sehr stark ausgeprägt. Daher bewahre ich auch in

Extremfällen Ruhe und kann Einsätze streng nach Dienstvorschriften, Führungsvorgängen und Einsatztaktiken abarbeiten ohne emotional berührt und abgelenkt zu sein. In solchen Situationen bin ich quasi Stressresistent. Das heißt nicht, das ich völlig Gefühlslos bin.

Eine weitere positive Eigenschaft ist, das sich Betroffene, ist ihr Interesse erst einmal geweckt, in kürzester Zeit sehr große Mengen an Wissen aneignen können. Auch das kann in der Schule oder in einem späteren Beruf von Vorteil sein.

Die meisten Asperger Autisten halten sich strickt an Regeln und Vorschriften. Deswegen wäre sogar eine Beamtenlaufbahn denkbar.

Diese wenigen Beispiele sollen zeigen, das einige aspergerbedingte Eigenheiten und Verhaltensweisen auch positive Seiten haben können. Sicherlich wird das von jeden Betroffenen oder deren Angehörigen anders wahrgenommen, je nach dem an welchen Punkt man sich im Autismusspektrum befindet.

Zwischenmenschliche und Soziale Dinge

Smalltalk und flirten gehören für einen Asperger Autisten zu den „ höheren Künsten". Mit Smalltalk können die meisten Betroffenen nichts anfangen. Für sie stellt das nichts anderes als Zeitverschwendung oder unsinniges Reden dar. Betroffene reden lieber von Dingen die sie interessieren, was dann meistens in einen fachlichen Monolog endet. Der Sinn vom smalltalken ist für Betroffene nicht so ohne weiteres nachvollziehbar.

Beim Smalltalk ist der Gesprächsstoff meistens nebensächlich. Vielmehr geht es dabei um das Pflegen von zwischenmenschlichen sozialen Beziehungen. Zum Beispiel: „ Ich finde dich nett. Ich möchte etwas Zeit mit dir verbringen und mit dir reden." oder „ Ich finde dich interessant, ich höre dir gerne zu und möchte deswegen Zeit mit dir verbringen." oder auch „ Du bist mein Freund. Lass uns etwas Zeit miteinander verbringen, damit wir zusammen sein können." Für betroffene Asperger Autisten könnten die Gründe mit einem Menschen ein Gespräch zu führen dagegen folgende sein: „ Ich habe etwas Interessantes gelesen, das musst du auch wissen." Das es für den Gesprächspartner nicht interessant sein könnte ist für Betroffene nur sehr schwer nach zu vollziehen und sie werden in den wenigsten Fällen anhand von Mimik und Gestik erkennen, das der Gesprächspartner gelangweilt ist.

Ein weiteres Beispiel wäre: „ Du weist etwas, das mich interessiert. Erzähle es mir!“ Das der Gesprächspartner eventuell in diesen Moment keine Lust hat über dieses Thema zu reden ist wiederum für Betroffene sehr schwer nachvollziehbar. Die Themen, über die sich Betroffene gerne unterhalten, sind meist von fachlicher Natur. Einfach mal so, ohne Grund, über das Wetter reden ist für sie unsinnig. Es könnte in diesen Fall zu einem ausführlichen Vortrag über die aktuelle Gesamtwetterlage, den Vorhersagen und deren Ursachen und Gründe ausarten. Eltern oder Angehörige sollten ihren Kindern den Sinn vom Smalltalk erklären. Verstehen werden das Betroffene wohl in den seltensten Fällen, aber betroffene Kinder bzw. Jugendliche machen sich eventuell keine Gedanken mehr über ein Thema, das sie nicht verstehen können.
Eine genauso hohe Kunst ist das Flirten. Beim flirten wird viel mit Mimik und Gestik kommuniziert. Gesagtes muss durch die Betonung und Stimmenlage anders interpretiert werden als es gesprochen wurde. Blicke und Gesten müssen noch feinfühliger gedeutet werden als bei normalen Alltagsgesprächen. Wann wird eine Berührung erwartet, wann z.B. wird ein Kuss erwartet? Das Verhalten anderer Menschen stellt sich für Betroffene in solchen Situationen noch rätselhafter dar als es schon im normalen Alltag ist. Trotzdem gelingt es einigen Betroffenen eine Beziehung aufzubauen.

Der unterschiedliche Umgang nichtbetroffener Menschen untereinander ergibt für viele Betroffene keinen Sinn. Warum sind sie zu einem Menschen, den sie nicht ausstehen können freundlich. Warum lästern viele Menschen über einen Anderen wenn Derjenige es nicht hören kann, warum sagen sie es diesen Menschen nicht direkt? Warum lachen Menschen trotzdem über einen Witz den sie gar nicht witzig finden. Warum brauchen die meisten Menschen einen besten Freund? Und warum streiten sie sich mit ihren besten Freund? Warum empfinden es nichtbetroffene Menschen höflicher, Anweisungen und Bitten in Form von Fragen zu stellen?
Warum ist etwas, das in der einen Situation richtig ist und erwartet wird in einer ähnlichen Situation völlig falsch und unangebracht? Was bedeutet miteinander? Wie kann ich einem Menschen im zwischenmenschlichen Bereich nahe kommen? Bis auf eine gewisse Distanz schaffe ich das. Aber je näher ich einem Menschen komme, um so größer wird die Kraft, die zwischen mir und anderen Menschen herrscht und die verhindert das ich völlig frei und ungezwungen auf andere Menschen zugehen kann. Ähnlich wie zwei gleichpolige Magneten. Je näher die sich kommen, um so stärker stoßen sie sich ab.
Antworten weiß ich auf diese und andere Fragen trotz meines Alters noch immer nicht. Ich versuche solche Situationen zu meistern, indem ich mir im

Laufe der Zeit Referenzmuster von erwarteten Verhalten angelegt und gemerkt habe und die ich mit einer 90% igen Treffsicherheit abrufen und anwenden kann.
Im Ganzen betrachtet bin ich zu dem Ergebnis gekommen, das das zwischenmenschliche und soziale Verhalten nichtbetroffener Menschen keiner Logik folgt. Zumindest keiner Logik die autistische Menschen verstehen.

Schluss

Ich hoffe das ich einigen Eltern mit meinen Erklärungsversuchen helfen kann ihre Kinder besser zu verstehen und dadurch diesen Kindern einen leichteren Start in ein vielleicht sogar selbstständiges Leben zu ermöglichen. Wie und ob meine Erklärungen zutreffen und die Tipps und Übungen angewand werden können hängt davon ab, wie stark ein Kind betroffen ist. Asperger Autisten sind genauso individuelle Persönlichkeiten wie nichtbetroffene Menschen. Viele Betroffene empfinden ihr Asperger-Syndrom nicht als Behinderung oder Krankheit oder Leiden. Sie leiden vielmehr unter ihrer Umwelt bzw. unter intolerante Mitmenschen. Selbst wenn die Möglichkeit bestünde das Asperger-Syndrom zu heilen, würden das viele betroffene Menschen nicht in Anspruch nehmen. Es würde einem Identitätsverlust gleichkommen. Asperger Autist zu sein ist ihre Art des Seins.
Marc Segar (1974-1997), ein englischer Autist, schrieb den Survival Guide (Überlebensstrategien für Menschen mit Asperger Syndrom/ Autismus). Seine Erfahrungen und Tipps werden als Wikibuch im Internet weitergeführt. Betroffene, Eltern und Angehörige von Betroffenen können dort ihre Erfahrungen und Tipps einfließen lassen.
Ich selbst hoffe das mein größter Wunsch in

Erfüllung gehen wird, das ich irgendwann einmal meiner Frau und meinen Kindern einen Wunsch von den Augen ablesen kann.

Quellen:

Tibi, Daniel
Wie macht sich das Asperger-Syndrom bemerkbar? Eine Kurzinformation
Vogt Wehrli, Marianne / Jiri Modestin
Theory of Mind (ToM)-ein kurzer Überblick
Attwood, Tony
Ein ganzes Leben mit dem Asperger-Syndrom
Wikipedia.de
Franke, Swen
eigenes Leben

Auflösung Bildertest

Bild Anzahl

1........................2
2........................1
3........................3
4........................1